APPAREIL

DE

TRANSPORT DES BLESSÉS

(Présenté au concours de 1879
pour le prix de Médecine et de Chirurgie de l'Institut
(Académie des Sciences)
et ayant obtenu une citation),

Du Dʳ A. RIEMBAULT

MÉDECIN DE L'HOTEL-DIEU, CHEVALIER DE LA LÉGION D'HONNEUR

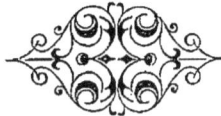

SAINT-ÉTIENNE
IMPRIMERIE THÉOLIER FRÈRES
Rue Gérentet, 12.

—

1880

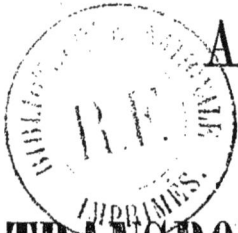

APPAREIL

DE

TRANSPORT DES BLESSÉS

(Présenté au concours de 1879
pour le prix de Médecine et de Chirurgie de l'Institut
(Académie des Sciences)
et ayant obtenu une citation),

Du Dʳ A. RIEMBAULT

MÉDECIN DE L'HOTEL-DIEU, CHEVALIER DE LA LÉGION D'HONNEUR

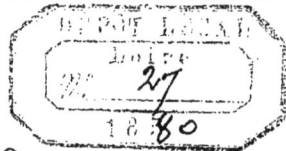

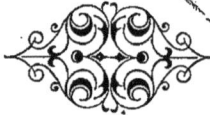

SAINT-ÉTIENNE
IMPRIMERIE THÉOLIER FRÈRES
Rue Gérentet, 12.

—

1880

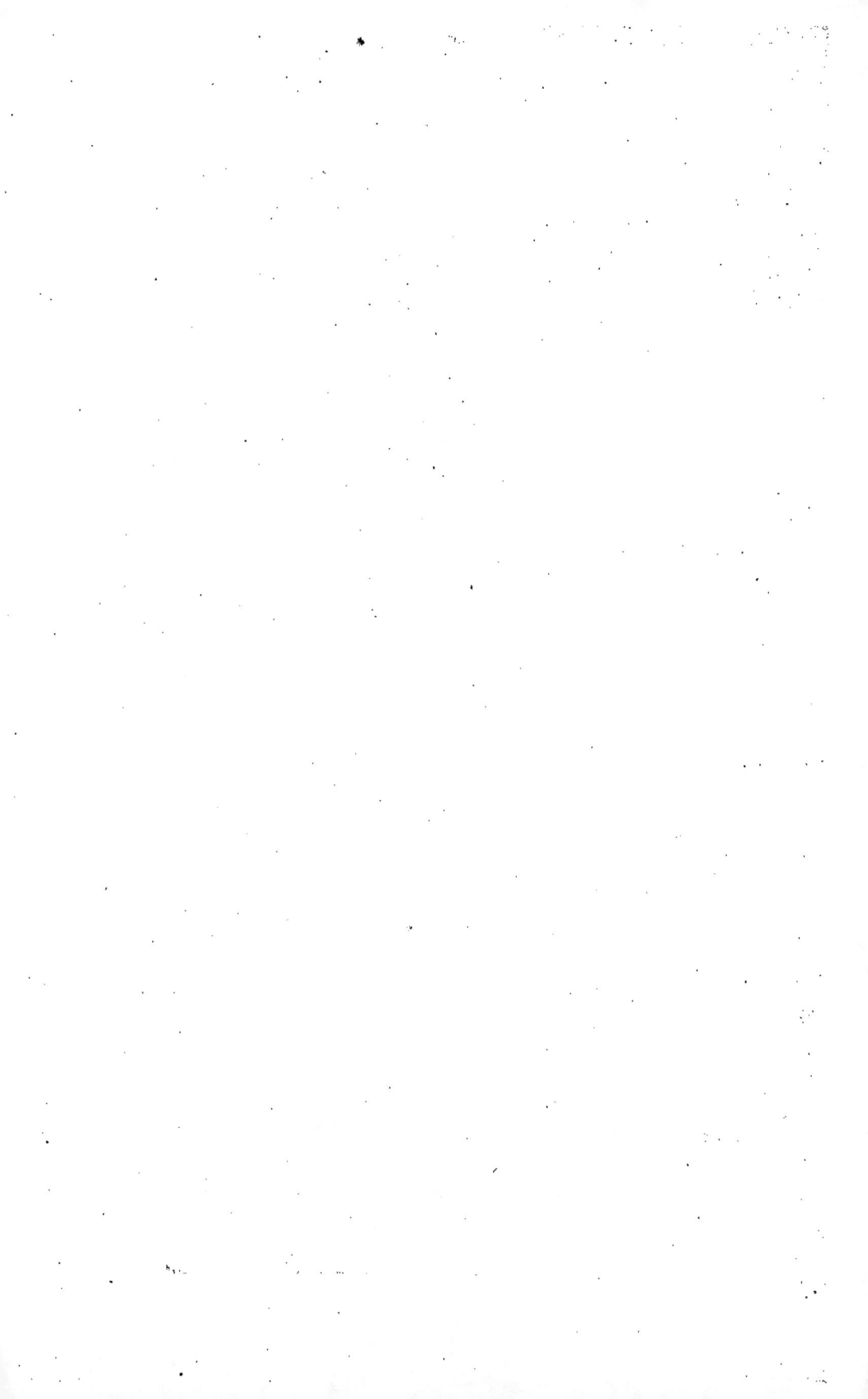

APPAREIL

TRANSPORT DES BLESSÉS

DESCRIPTION

L'appareil de transport des blessés se compose d'un brancard-civière et de quelques pièces accessoires.

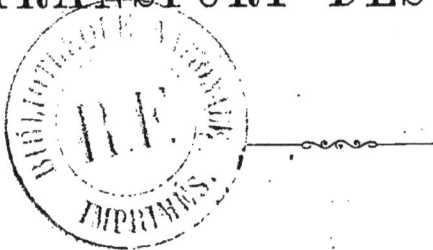

1° BRANCARD-CIVIÈRE. — Le brancard-civière, long de deux mètres, large de cinquante-cinq centimètres, est supporté par quatre pieds, hauts de 25 centimètres environ (qu'on peut enlever au besoin ; ils sont vissés). Il est capable, par conséquent, de contenir couchés des hommes de toute taille. Il est à peu près horizontal, relevé du côté de la tête.

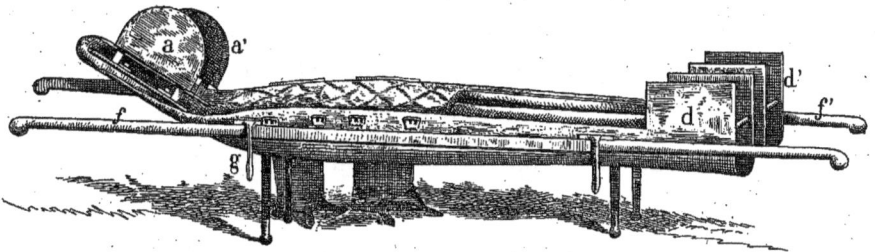

Fig. n° 1.

Il est construit à l'aide de bandes de fer réunies par une armature de fils de fer grillagée, se prêtant à lui donner la forme nécessaire pour que les parties du corps étendu sur le dos soient soutenues et contenues. Cette armature, rembourrée de crin, est recouverte de cuir verni à l'intérieur et de toile à voile à l'extérieur, de sorte que l'appareil est apte à résister à de rudes frottements et peut, sans inconvénients, recevoir les ouvriers souillés de boue et de charbon, car il est facile à nettoyer. C'est donc comme un moule fait avec l'empreinte d'un homme grand et fort, pourvu de certaines dispositions qui concourent au but que nous nous proposons. Ainsi, la partie qui correspond au dos et aux régions supérieures du corps, est légèrement relevée et munie de deux grandes oreilles mobiles $a\,a'$, destinées à protéger la tête. Au centre on remarque une vaste échancrure b dont la courbe est disposée de telle sorte que les fesses qui y sont logées supportent en grande partie, quand l'appareil est placé verticalement, le poids du corps : l'os pubis, à cheval sur la partie qui relie l'échancrure aux gouttières $c\,c'$ ne subissant qu'une pression faible et nullement fatigante. Cette disposition constitue une espèce de selle.

(Voir les Figures n⁰ 1 et n⁰ 2.

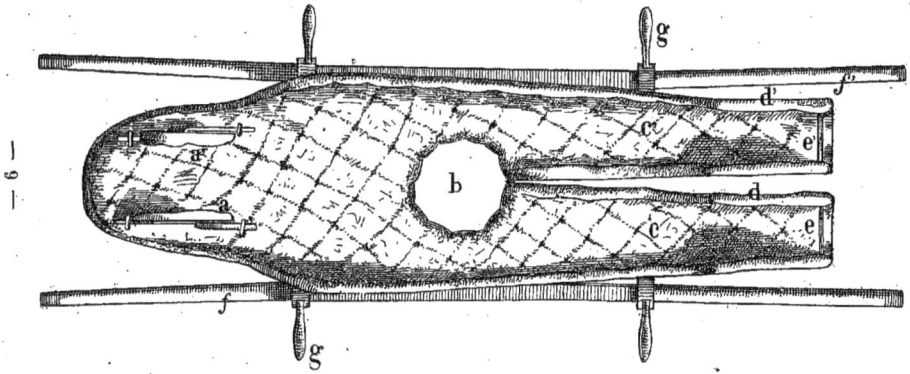

Fig. n° 2.

— 9 —

Les gouttières qui doivent contenir les membres inférieurs, sont terminées en bas par des parties exhaussées de chaque côté *d d'*, destinées à protéger les pieds contre les chocs et à leur servir de points d'appui en dedans et en dehors. Enfin, une tringle métallique *e e'* réunit et immobilise les deux parties inférieures des gouttières et sert au besoin à fixer un lacs extenseur.

Deux larges ceintures passant transversalement sur la poitrine et sur le ventre sont destinées à fixer le corps du blessé dans l'appareil.

Deux timons en bois dur *f f'*, solide, un peu plus longs que l'appareil, y sont attachés latéralement à l'aide de fortes vis.

De chaque côté de l'appareil se trouvent deux manettes en fer *g g'*, en forme de charnières, correspondant, la première aux épaules, la seconde aux genoux.

(Voir les Figures n° 1 et n° 2).

2° Pièces accessoires. — *Appareil d'enlèvement (Fig. n° 3).* — L'appareil d'enlèvement se compose : d'un morceau de toile à voile double *h*, formant un carré de 80 centimètres, suspendu entre deux bâtons longs d'un mètre, situés parallèlement, lesquels sont cylindriques, munis chacun de deux crochets en métal non oxidable et pouvant tourner dans tous les sens. Ils dépassent de dix centimètres la toile par chacune de leurs extrémités ; plus de deux sangles *i i'*.

Fig. n° 3.

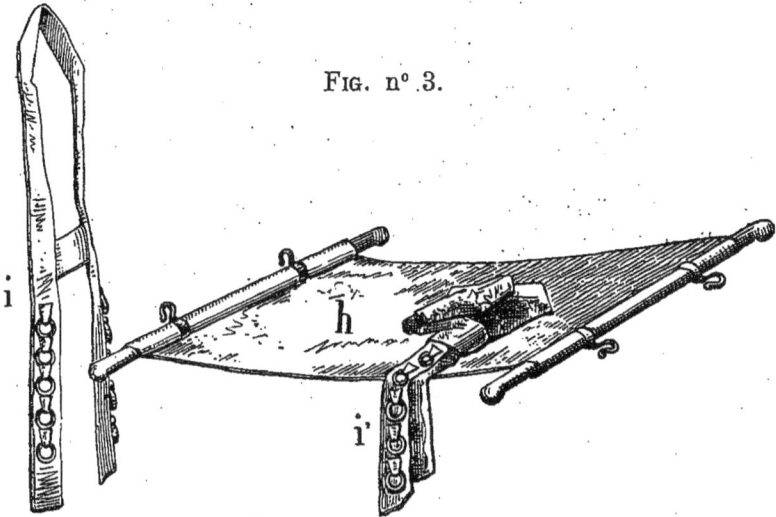

Chacune de ces sangles (tout à fait pareilles) est formée d'une bande faite d'un morceau de toile à voile plié en double, long de 1ᵐ,70ᶜ, large de 10ᶜ. Elle se porte en bandoulière, passe sur l'épaule droite, traverse le dos, côtoie la hanche gauche et vient se terminer vers la partie moyenne et antérieure de la cuisse gauche. Elle présente donc deux branches, toutes deux de même longueur ; la droite aboutit à la partie moyenne et antérieure de la cuisse droite. Vers leur milieu, c'est-à-dire au point correspondant à l'épigastre, elles sont réunies par une bande transversale ; ce qui donne à l'appareil la forme d'une étole. Chaque branche, vers sa partie inférieure et antérieure, est munie de cinq anneaux superposés et également distants les uns des autres.

Appareil contentif. — Il est constitué par deux morceaux de toile à voile *m*, longs de 60 centimètres, larges de 30, superposés et réunis l'un à l'autre par des coutures longitudinales et parallèles,

Fig n°. 4.

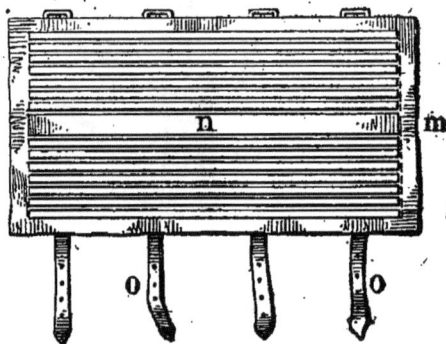

de façon à former une quinzaine de gaînes, destinées à recevoir les planchettes plates, rigides, en bois dur ; celle du milieu *n* est de 4 centimètres de largeur et les autres de 15 millimètres environ. Quatre courroies *o* placées à distances égales de haut en bas, enveloppent la partie postérieure de l'appareil, de façon à croiser perpendiculairement les attelles ou planchettes ; elles présentent leurs quatre boucles d'un côté et de l'autre leurs extrémités munies de trous. Cet appareil, destiné à contenir fermement le membre cassé, permet qu'on le déplace sans risque et sans douleur, quand on enlève le blessé, et dispense d'un aide expérimenté.

USAGE ET FONCTIONNEMENT

DE L'APPAREIL

Un ouvrier mineur est blessé durant son travail dans l'intérieur des mines. Il est atteint d'une fracture de jambe ou de cuisse. Ses camarades accourent, le relèvent. Souvent le plus vigoureux d'entre eux le prend sur son dos et le conduit ainsi, à travers les galeries, à la recette du puits. D'autres fois on le porte à deux ; d'autres fois encore on le place dans un wagonnet qui roule sur de petits rails plus ou moins bien agencés. Dans tous les cas, le membre fracturé est ballant ; les fragments des os brisés se heurtent et déchirent les chairs. Arrivé à la recette du puits, on le place tant bien que mal dans la cage pour remonter au jour. On l'en retire ; il faut ensuite l'installer dans une voiture ou sur une civière, pour le conduire chez lui ou à l'Hôpital et enfin le mettre dans son lit.

Si l'on songe que toutes ces manœuvres se font tandis que le membre blessé est mal contenu ou non contenu, on s'imagine aisément les tortures du patient et les aggravations quelquefois irréparables qui en résultent.

Chirurgien de l'hôpital du Soleil où sont soignés les blessés des mines de Saint-Étienne, j'ai souvent constaté les graves inconvénients de ces procédés de transport, et l'appareil que je présente est destiné à y obvier. Le transport des ouvriers mineurs est particulièrement difficile et compliqué et ce que je dis pour eux peut aisément s'appliquer aux blessés en général.

La manœuvre de l'appareil est assez simple ; toutefois il faut l'apprendre. En deux séances d'une demi-heure chacune, des hommes de bonne volonté apprennent à manier l'appareil et à diriger les manœuvres, même avec le concours d'ouvriers les plus premiers venus, qui n'ont pas été exercés.

Un homme tombe frappé aux membres inférieurs, à la région vertébrale, au tronc ; il est incapable de se mouvoir, de se relever seul. A moins de circonstances exceptionnelles, comme une menace imminente d'éboulement ou d'un grave péril quelconque, *il faut le laisser là où il est tombé.* Ses camarades vont prévenir le chef-mineur et chercher l'appareil qui est remisé dans la chambre de la machine du puits.

Cinq hommes sont nécessaires pour la manœuvre de l'appareil [le chef-mineur (1) et quatre porteurs].

(1) Le chef-mineur pour les mines ; le contre-maître pour les usines ; en général, un homme intelligent ayant autorité sur les ouvriers.

Pour faciliter l'explication qui va suivre, les porteurs sont numérotés ainsi que le désigne la Figure ci-dessous (n° 5).

FIG. n° 5.

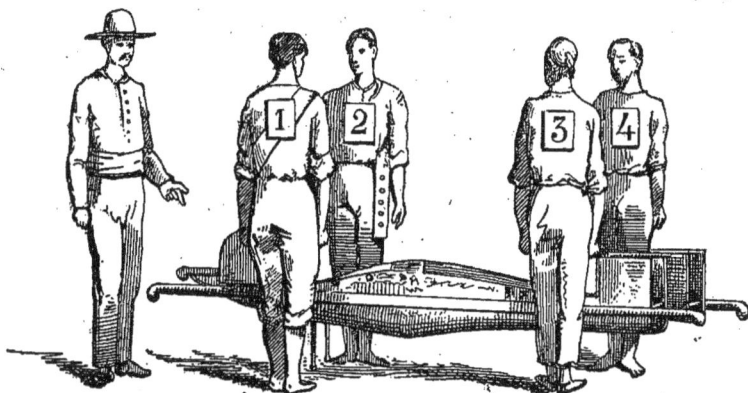

Ceux qui sont placés à la droite du blessé couché dans le brancard ont les n^{os} impairs (1 près de la tête; 3 près des jambes); ceux qui sont à gauche ont les n^{os} pairs (2 et 4). Les n°s 1 et 2 revêtent la bandoulière qui fait partie de l'appareil d'enlèvement.

Le pansement, les soins immédiats que réclame le blessé sont du ressort du chef mineur qui commande et dirige. Nous supposerons, pour le moment, qu'il s'agisse d'un homme ayant une jambe ou une cuisse cassée, parce que, comme nous le verrons plus tard, la manœuvre qui concerne ce cas contient toutes les autres; nous supposerons aussi que c'est le membre gauche qui est atteint.

Le blessé est rapidement examiné par le chef

mineur qui reconnaît de quoi il s'agit; celui-ci s'agenouille aux pieds du blessé, empoigne le talon de la jambe cassée avec la main gauche et embrasse le pied avec la main droite, le pouce étant appliqué à la plante. Il tire à lui par le talon principalement, doucement, sans secousse, et soulève lentement et légèrement le membre. Un des aides (n° 3) placé à

FIG. n° 6.

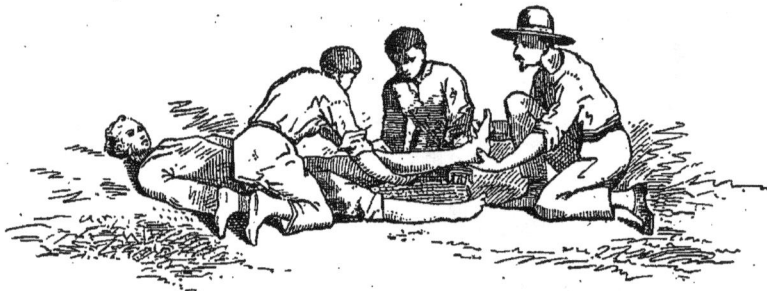

genoux, près de la jambe droite du blessé, applique les mains à la partie postérieure du membre, vers l'endroit où a eu lieu la fracture, dès qu'il est soulevé; un autre aide (n° 4) placé à genoux vis-à-vis du premier, près de la jambe gauche, glisse l'appareil contentif sous le membre et l'étend sur le sol, de manière que la grande attelle soit placée bien au milieu. Alors le membre fracturé est abaissé lentement, sans secousse, toujours maintenu par une traction soutenue; l'aide n° 3 qui le soutenait a retiré ses mains et l'appareil contentif est fermé et bouclé.

A moins d'hémorrhagie abondante, le blessé n'est point dépouillé de ses vêtements.

A partir de ce moment, le membre fracturé est confié à l'aide n° 4 qui est chargé de le maintenir, tenant le pied de la main gauche et la jambe de la main droite, comme on le voit dans la figure n° 7. Il s'agit maintenant d'insérer le blessé dans le brancard. Chaque homme se place à son rang ; les n°s pairs à gauche, les n°s impairs à droite du blessé. Ils sont tous à genoux : le chef-mineur se tient debout, soit aux pieds, soit à la tête du blessé.

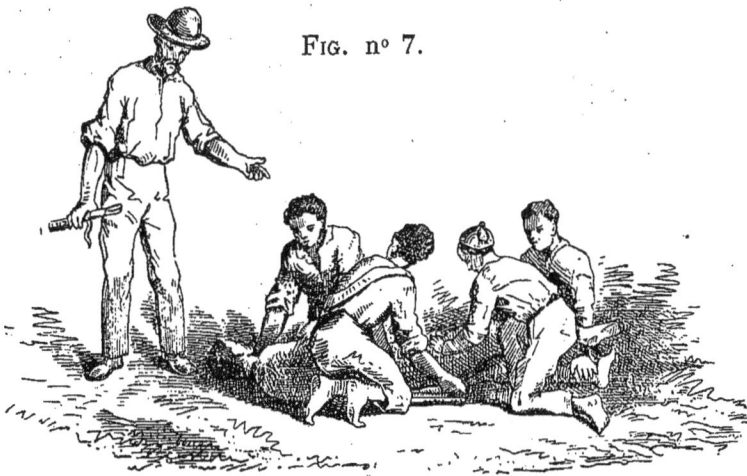

FIG. n° 7.

Il faut faire subir au blessé un mouvement de bascule alternatif de droite à gauche et de gauche à droite, pour glisser et placer sous lui l'appareil d'enlèvement ; à cet effet le bretellier n° 2 appliquera la main droite à la partie postérieure de l'épaule droite et la main gauche à la partie postérieure du flanc droit du blessé, tandis que le n° 3

soulèvera de la main droite la fesse droite et empoi-
gnera de la main gauche le genou droit du blessé.

Le patient est alors soulevé par le côté droit et
repose sur le côté gauche.

Cependant le n° 4 contient le membre fracturé qui
ne doit pas bouger pendant la manœuvre.

Le bretellier n° 1 qui tient l'appareil d'enlèvement,
enroule deux fois la toile autour de l'un des bâtons.
Il le glisse, par la partie enroulée, sous le blessé
qui est soulevé, de manière que le bout supérieur
aboutisse à peu près au niveau des épaules, et il
l'engage aussi loin que possible.

Tout cela se fait au commandement de : *un ;* au
commandement de : *deux,* on laisse le blessé revenir
dans le décubitus dorsal.

Il faut maintenant soulever le côté gauche du
corps comme tout-à-l'heure on a soulevé le côté droit.

Au commandement de : *trois,* le bretellier n° 1
applique la main gauche sur l'épaule gauche et la
main droite sur le flanc gauche du blessé, tandis que
le n° 3 applique les deux mains à la partie inférieure
gauche des lombes du blessé. On fait alors pencher
le corps à droite en soulevant le côté gauche. Le
n° 2 saisit le bâton de l'appareil d'enlèvement en-
roulé, le dégage et le déroule. Le n° 4 maintient
toujours le membre fracturé.

Au commandemant de : *quatre,* le blessé est de
nouveau ramené au décubitus dorsal.

L'appareil d'enlèvement est placé.

Alors les bretelliers, c'est-à-dire ceux qui portent les bandoulières, accrochent l'appareil d'enlèvement aux anneaux des bandoulières ; s'ils sont de même taille, ils emploieront les mêmes anneaux, premiers, deuxièmes, troisièmes, quatrièmes, cinquièmes, par ordre de superposition. Le blessé applique chacune de ses mains sur la bande transversale.

Enlevez…, ferme !! à ce commandement fait par le chef-mineur, les deux bretelliers portant leurs mains sur les extrémités du bâton, et le n° 4 qui soutient le membre, se lèvent ensemble, doucement et suspendent le blessé. *Dès lors, ils attendent et ne bougent pas.*

FIG. n° 8.

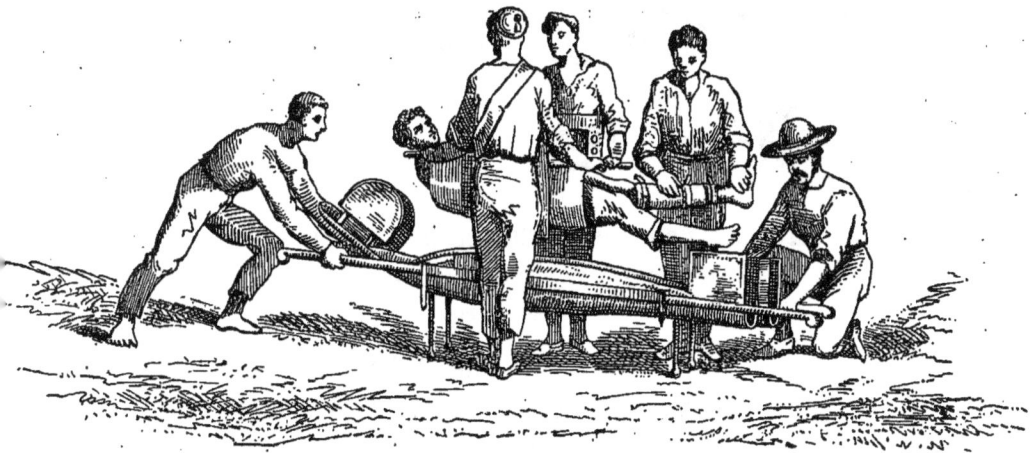

Le chef mineur et le n° 3 glissent le brancard sous le blessé, de façon que la selle ou échancrure

corresponde aux fesses. Au commandement de :
Descendez..., ferme !! les trois hommes abaissent lentement le blessé qui se trouve inséré dans le brancard
avec l'appareil d'enlèvement les bras demeurant
libres. Il ne reste plus qu'à boucler les larges
courroies qui passent sur la poitrine et sur le ventre.

Le brancard porté par deux hommes, par quatre
si les galeries sont assez larges, chemine vers la
recette, précédé par le chef mineur qui éclaire la
route.

Fig. n° 9.

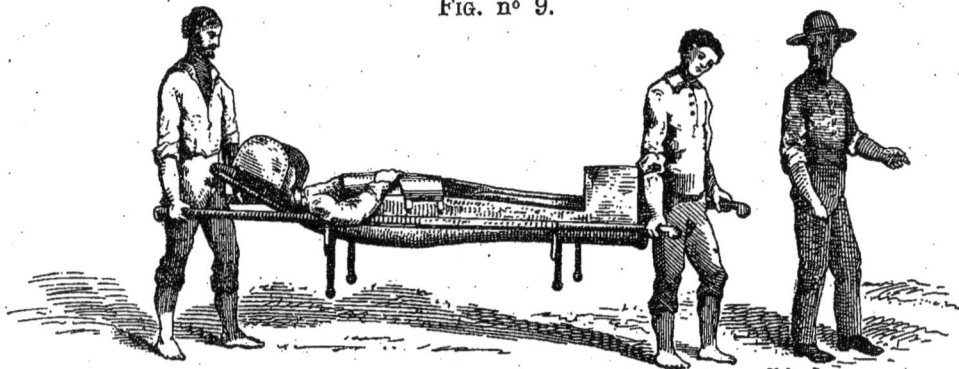

On place l'appareil verticalement dans la cage et
deux des hommes l'y accompagnent.

(Voir la Figure n° 10 page 18).

Pour faire la route du puits à l'hôpital ou au
domicile du blessé, le brancard est porté à quatre,
soit par les manettes, soit par les extrémités des
timons placés sur les épaules.

(Voir la Figure n° 11 page 18).

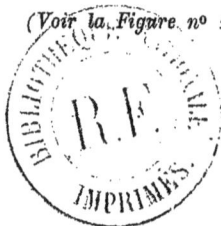

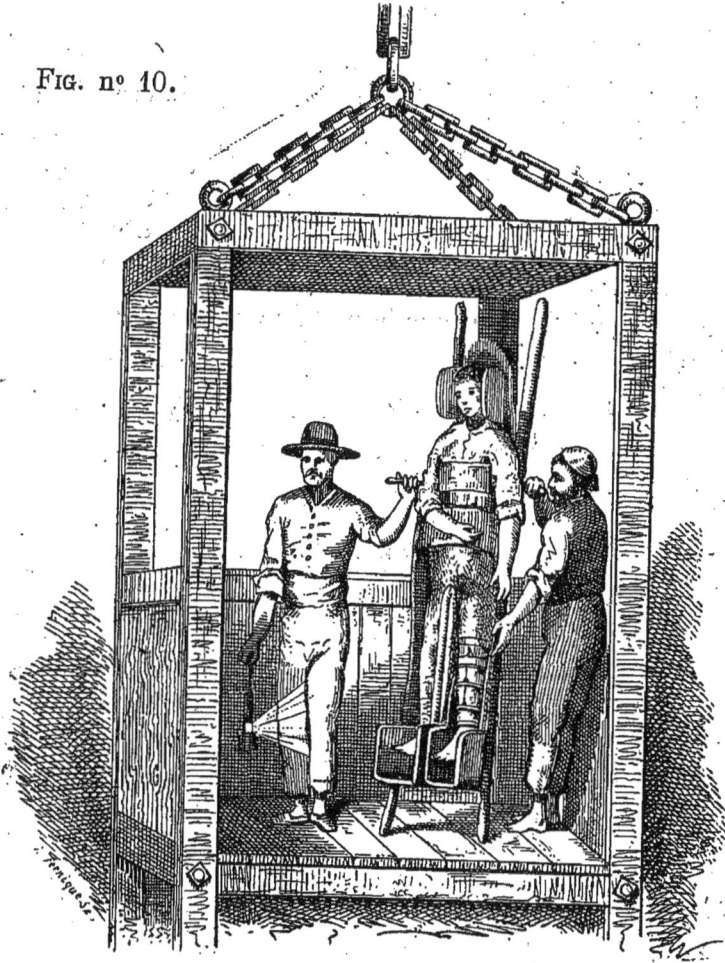

FIG. nº 10.

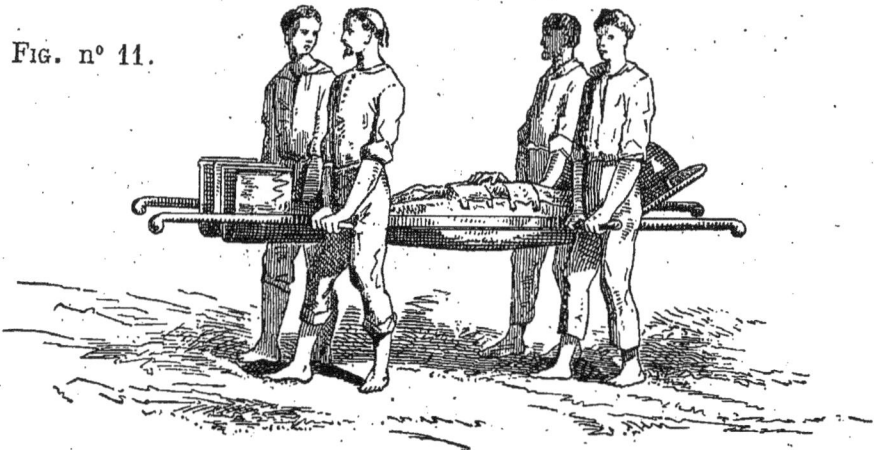

FIG. nº 11.

Comme l'indiquent les Figures ci-dessus et ci-dessous.

FIG. n° 12.

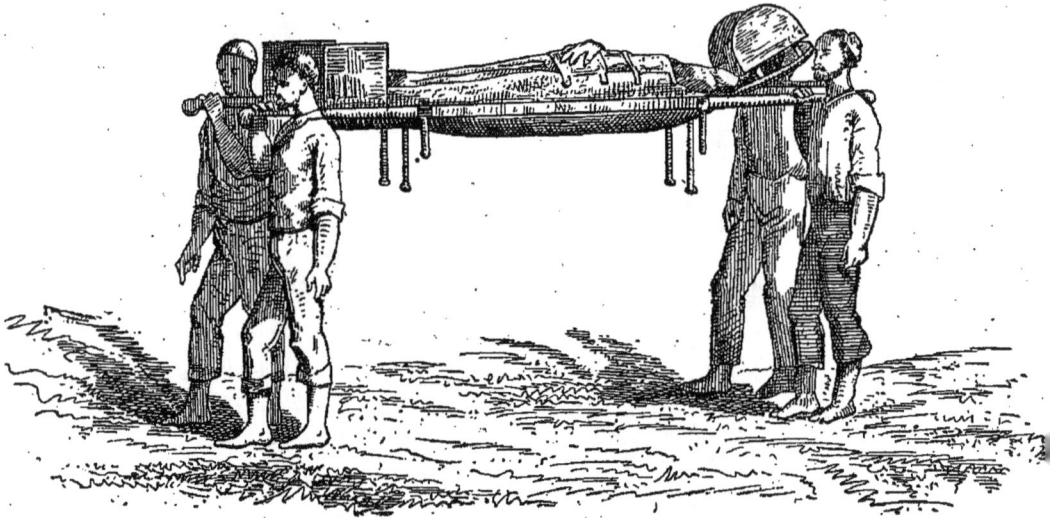

Quand le blessé est rendu à son domicile ou à l'hôpital, il attend, dans l'appareil, l'arrivée du médecin qui ordonne ce qui convient.

On déshabille le malade tandis qu'il est dans l'appareil et on le lave, opération indispensable pour un mineur couvert de poudre et de particules anguleuses de charbon et même pour tout ouvrier, quelque soit son métier, qui est blessé durant son travail. Cela fait, on place l'appareil sur le lit qui a été préparé et qui est recouvert d'une toile pour éviter toute souillure, exactement comme on y placerait le blessé lui-même s'il était dégagé. Les deux bretelliers montent sur des siéges élevés, disposés de chaque côté du lit, accrochent l'appareil d'enlè-

vement aux anneaux de leurs bandoulières : le
blessé empoigne les bandes transversales, le membre
fracturé est soutenu par le n° 4.

Enlevez..., *ferme !!* les deux bretelliers [se re-
dressent et soulèvent le blessé.

FIG. n° 13.

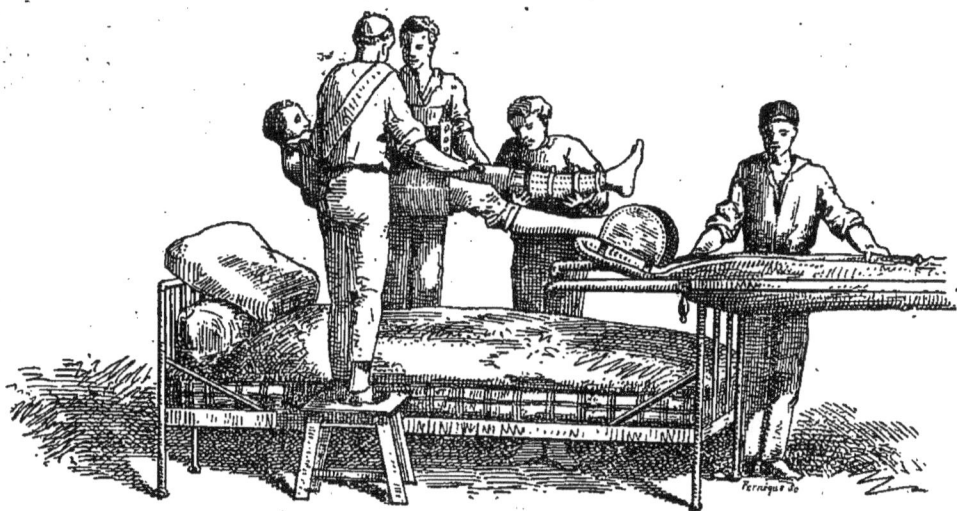

Le brancard est retiré. Ils laissent alors descen-
dre le blessé dans son lit.

Il ne reste plus qu'à ôter l'appareil d'enlèvement.
La manœuvre à employer à cet effet est la même
que celle qui a servi à le placer et qui consiste à
imprimer un mouvement de bascule de droite à
gauche et de gauche à droite au corps du blessé.

La manœuvre que nous venons d'exposer est
plus simple que ne le ferait supposer notre longue
description ; il suffit de l'avoir vu exécuter une

fois pour en comprendre et en retenir les détails.

Nous avons supposé chez le blessé secouru la jambe gauche cassée. Si ç'eût été la droite, le rôle des numéros pairs eut imcombé aux numéros impairs et réciproquement.

Dans le cas où les deux jambes ou les deux cuisses seront fracturées, le chef mineur applique à chaque membre un appareil contentif, et comme les n°s 3 et 4 seront occupés à maintenir les membres cassés, le chef mineur prendra une part active à la manœuvre qui consiste à imprimer les mouvements de bascule au corps du blessé ; de ses deux mains il soulèvera tantôt la fesse gauche, tantôt la fesse droite, quand il faudra mettre le blessé sur le côté droit ou sur le côté gauche. Enfin c'est lui, et lui seul qui glissera le brancard sous le blessé, tandis qu'il est suspendu ; le reste va de soi.

Pour les blessures de l'abdomen, de la poitrine, du bassin, et même pour les fractures de la colonne vertébrale, la manœuvre est la même que pour la fracture d'un membre inférieur avec plus de simplicité. Les n°s 3 et 4, n'ayant pas de membres fracturés à soutenir, aident à soulever le blessé, purement et simplement.

Si encore le blessé est atteint d'une plaie de tête grave, avec affaiblissement considérable, la manœuvre se fait comme précédemment, avec cette différence que le chef brancardier soutient la tête.

Nous avons établi plus haut, comme règle géné-

rale, que lorsque le blessé est suspendu dans
l'appareil d'enlèvement, les porteurs restent immo-
biles et attendent que le brancard soit glissé sous
le blessé. Toutefois, il peut arriver que l'empla-
cement ne permette pas que la manœuvre se fasse
aussi régulièrement que nous l'avons décrite et
qu'ils soient obligés d'aller au brancard qui ne
peut pas aller à eux. Dans ces conditions, les
quatre porteurs effectueront le transport de la
manière suivante : si c'est la tête du blessé qui
va en avant, au commandement de : *en avant...,
marche! une, deux, une, deux*, les porteurs écar-
tent de l'axe du corps le pied (pied gauche pour
les n°s 1 et 3 ; pied droit pour les n°s 2 et 4),
puis rapprochent l'autre pied de celui qui s'est dé-
placé. La marche a lieu à petits pas, en mesure,
en cadence.

Fig. n° 14.

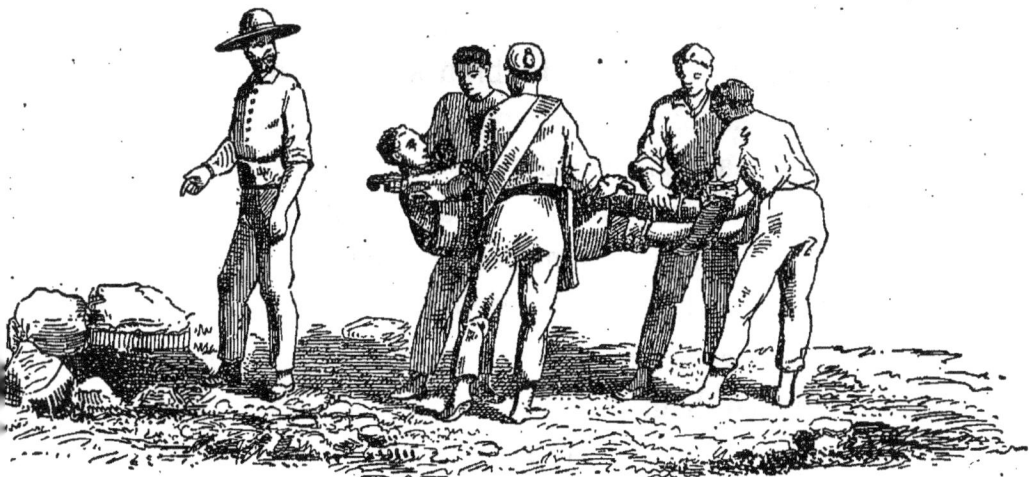

Le chef-mineur, tout en marquant le pas, *une,*
deux; une, deux, apporte son concours dans les
endroits difficiles, en soutenant tantôt un porteur,
tantôt un autre, etc., etc.

Certains chantiers sont tellement étroits que non
seulement ils ne peuvent recevoir le.brancard, mais
qu'ils ne permettent même pas les évolutions nécessaires à l'application de l'appareil d'enlèvement.

Dans ces cas, on devra se contenter de placer
l'appareil contentif. Un aide (de préférence le chef
mineur) soutiendra le membre cassé, tandis que les
autres, prenant le blessé sous les bras, sous les
fesses, le transporteront dans un endroit (générale-
ment très-proche), où l'on pourra manœuvrer
comme nous l'avons dit.

Enfin, quelquefois il faut, pour gagner la recette,
traverser des passages difficiles, des remontes, c'est-
à-dire des plans inclinés, en forme de gaînes d'un
mètre de diamètre, plus ou moins. Dans ces cas,
on dévissera les pieds du brancard ; on disposera
quelques planches sur lesquelles on fera cheminer
l'appareil par glissement ; deux aides placés en
haut, deux autres placés en bas, le dirigent en le
soutenant, en le soulevant de temps en temps quand
il quitte une planche pour s'engager sur une autre.

Si le trajet est long, on a recours à des cordes
attachées en haut et en bas et par le moyen des-
quelles on tire d'un côté en soutenant de l'autre

l'appareil. On franchit ainsi ce mauvais pas, non sans peine, quelquefois, mais sans dommage pour le blessé.

FIG. nº 15.

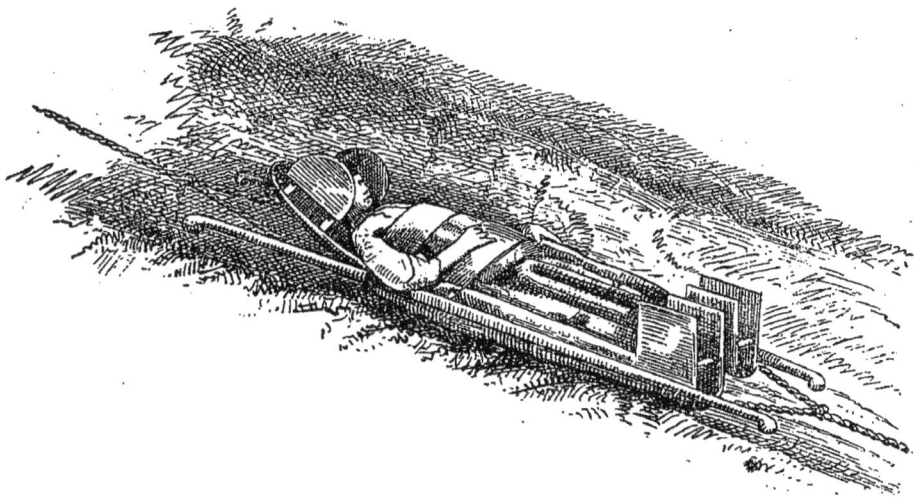

Ce que je viens d'exposer fournira, ce me semble, une solution pour tous les cas qui peuvent se présenter.

Le transport de blessés de mines offre des difficultés que ne présente pas celui des autres blessés qui se trouvent dans une usine, dans un champ, etc.

Pour ces derniers, la manœuvre de l'appareil que je propose, se fait avec facilité et rapidité.

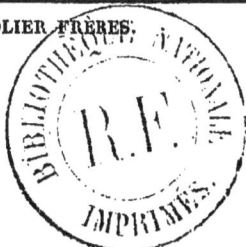

SAINT-ÉTIENNE, IMPRIMERIE THÉOLIER FRÈRES.

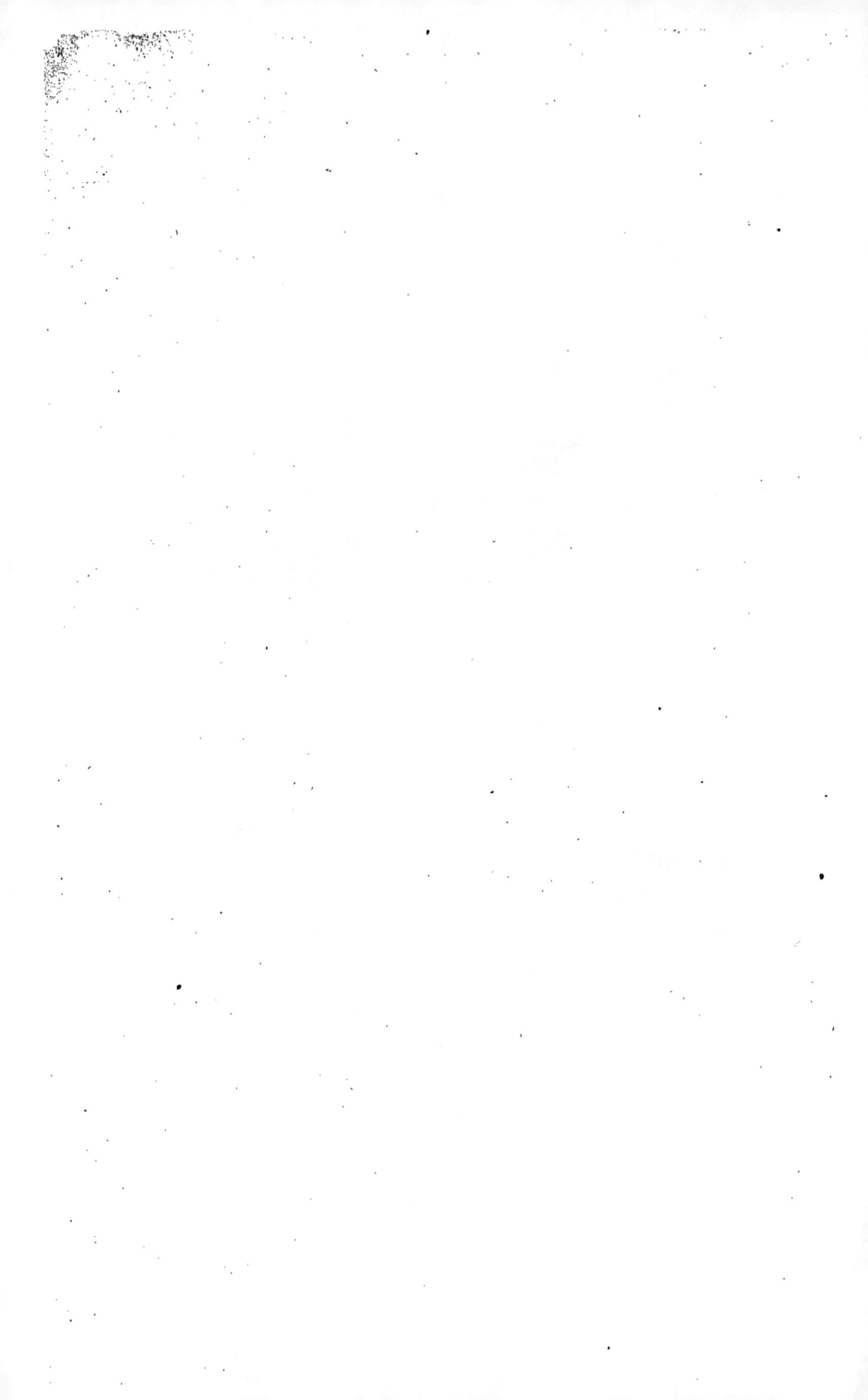

www.ingramcontent.com/pod-product-compliance
Lightning Source LLC
Chambersburg PA
CBHW060515200326
41520CB00017B/5052